GUIDE

DU TRAITEMENT

MAGNÉTIQUE

ET DE

SES CONDITIONS

PAR

GÉRARD

Cette brochure est envoyée *gratuitement* sur demande affranchie.

PARIS

CHEZ L'AUTEUR, 34, RUE DE PENTHIÈVRE

1868

POISSY. — TYP. DE A. BOURET.

UN AVIS

Il est des questions délicates à traiter pour certaines natures — entre autres — les questions d'honoraires; nous avons donc voulu être clair et précis à ce sujet.

Il est une autre question aussi délicate à mettre en lumière, c'est celle de la guérison et du temps nécessaire pour l'obtenir.

Dans cet opuscule, nous traiterons ces sujets pour ne laisser à personne d'ambiguïté à cet égard.

UN MOT SUR LA VALEUR THÉRAPEUTIQUE DU MAGNÉTISME

On a quelquefois critiqué les magnétiseurs, parce qu'ils prétendaient : que le magnétisme était une *panacée universelle*, s'appliquant à toutes les maladies; nous voulons les défendre.

Le magnétisme ne s'applique qu'à une seule maladie, parce qu'il n'en existe réellement qu'*une seule* ; cette maladie, nous l'avons déjà nommée ailleurs, elle a pour dénomination : La PARESSE ORGANIQUE.

Oui, la paresse organique est seule cause de la maladie ; combattre cette cause et la détruire, c'est par conséquent faire cesser la maladie, quel qu'en soit le nom ; ce nom qui est donné par la science, a bien sa raison d'être, car c'est une désignation géographique pour le médecin, mais ce n'est que cela.

Entrons dans des considérations plus larges et ne voyons pas les petites choses qui n'ont eu, du reste, de crédit jusqu'à ce jour, que parce qu'elles tombaient sous les sens.

Ne voyons pas la maladie où elle se manifeste par des signes extérieurs ou douloureux, remontons à sa cause première.

La matière est-elle quelque chose ?...

Évidemment oui, elle est par elle-même *substance*, mais, par cela même, elle est immuable et ne peut changer de nature que par une puissance supérieure ; mais, toujours, elle aura une tendance à reprendre sa forme première.

Ceci donné, nous demanderons quelle est la force qui régit notre matière ?

La réponse est simple — c'est la vie — autrement dit, le *principe nerveux*.

Or, on a trouvé que ce principe nerveux avait une certaine analogie avec l'électricité d'induction. Cette électricité produit un rayonnement en raison directe de sa force d'expansion ; ce rayonnement s'appelle : *magnétisme minéral*.

Si les savants veulent être logiques, ils comprendront que s'il y a analogie pour le courant, ils doivent admettre l'analogie pour le rayonnement ; et ce rayonnement s'appellera alors : *magnétisme animal*, nom donné si justement par Mesmer.

Ceci admis, on nous permettra de croire que nous pouvons à notre tour influencer à distance et à travers *tous les corps*, tout ce qui fait partie du règne animal ; car il ne faudrait pas croire que l'influence magnétique des corps inférieurs pût agir sur les corps supérieurs avec une égale valeur que ces corps supérieurs eux-mêmes.

Les *corps inférieurs*, sont ceux qui font partie de la masse terrestre dans leur entier : *tels sont les minéraux*.

Les *corps secondaires*, sont ceux qui tiennent au sol par leurs racines et s'élèvent dans l'atmosphère : *tels sont les végétaux*.

Les *corps supérieurs*, sont ceux qui ne tiennent aucunement au sol et sontlibres de leurs mouvements, *tels sont les animaux.*

Les corps supérieurs ont entre eux une influence directe par nature de famille et par similaire.

L'homme qui tient le haut de l'échelle dans l'ordre animal doit donc avoir sur son semblable, le maximum de son influence par sa nature identique à tous les points.

Les influences supérieures doivent même agir sur les corps d'un ordre inférieur et les influencer; c'est sans doute ce qui a déterminé les magnétiseurs à pénétrer tous les corps de leur agent; les résultats pratiques ne sont-ils pas là pour prouver qu'ils avaient raison?

Mais, ne nous attachons dans cet écrit qu'à prouver l'influence salutaire de l'homme sain sur l'homme malade.

Nous disions plus haut que la maladie n'existait que par la cause, ceci n'est pas discutable.

Or, comme la cause ne peut provenir que de l'agent qui règle les transactions de l'organisme, il faut donc logiquement reporter toutes les maladies à une cause unique : La PARESSE ORGANIQUE.

Je m'explique : tout le monde sait, qu'en coupant brusquement un corps vivant, on voit encore le mouvement dans le morceau détaché, et cela pendant un temps plus ou moins long.

Ce mouvement qui ressemble à une sorte de crépitation fébrile, existe en effet dans l'être vivant, et ce mouvement doit surtout exister dans toute son intégrité pour se bien porter, c'est-à-dire pour qu'il soit possible au muscle de rendre, par ce mouvement, le sang qui vient de lui être envoyé — pour sa nutrition — par le cœur.

Qui reçoit doit rendre, est un proverbe qui a sa raison d'être ici plus que partout ailleurs.

Ne voyez dans cet oubli de *rendre* que l'EFFET de la maladie et à cet EFFET les médecins donnent un nom pour s'y reconnaître.

Mais comme nous n'avons pas à soigner la maladie localement, cela n'étant pas de notre ressort, nous n'employons donc ni les *résolutifs*, ni les *dérivatifs*, ni les *calmants*, parce que ces moyens ne pourraient que faire cesser *momentanément* l'effet et ne détruiraient pas la cause ; remontons à la cause et la cause cessant, l'effet cessera seul ; *la nature le voulant ainsi*, elle rentre dans sa loi et tout est dit.

Comment ferons-nous, direz-vous, pour rendre le mouvement au point qui en est privé. — Cela est bien simple. — Nous n'irons pas chercher le mouvement *où il n'est pas* ; nous ne ferons pas prendre un médicament qui n'a pour lui que la valeur du coup de fouet pour un cheval fatigué ; il stimule, mais il ne stimule que momentanément ; calme-t-il ? ce n'est qu'en tuant la vie ; a-t-il une action dérivative ? il ne fait que déplacer le mal et en changer le siége sans en diminuer la cause ; or, dans bien des cas, la nature sait trop bien ce qu'elle fait pour que nous ne la respections pas.

Non, nous n'irons pas chercher à contrarier la nature dans ses vues, nous la seconderons au contraire, nous lui donnerons des forces, si nous le pouvons, sinon nous n'aurons pas au moins la douleur de l'avoir combattue dans ses efforts et nous n'aurons qu'à nous incliner.

Mais souvent, bien souvent même, nous serons utile, nous rappellerons le mouvement où il est nécessaire, et le magnétisme sera le seul agent que nous emploierons, car lui seul tient du principe vital ; il *en est l'essence*, et par cela même, il est seul capable de commander aux forces endormies ou mal réparties.

Vous voyez donc, par ces raisons d'une logique toute simple, que nous pouvons beaucoup sur l'organisme et que cette prétendue *panacée universelle* n'est en réalité qu'un *agent simple*, ne s'appliquant qu'à un *seul cas*.

DE LA CIRCULATION NERVEUSE

Comment se forme l'agent nerveux qui sert à entretenir nos mouvements et par conséquent la vie?...

Dans ce siècle intelligent on demande toujours — et avec raison — le pourquoi des choses — on aime peu le mystère, et, cependant, avec la vie il faut s'incliner et laisser la cause dans le champ de la psychologie pure — du moins quant à la formation de cette vie — mais à l'entretien de cette vie, il nous semble qu'on peut y répondre et relier ces deux sciences — la physiologie et la psychologie par un trait d'union.

Le corps une fois créé doit pouvoir s'entretenir par ses propres éléments, aidé toutefois par les forces qu'il puise dans le milieu où il se trouve.

Frappé de cette idée, nous nous sommes demandé ce que nous pouvions bien dépenser de forces nerveuses pour notre vie organique et pour notre vie de relation; un mathématicien nous répondrait par : tant d'heures de chevaux-vapeur, ou par une comparaison prise en mécanique.

Quelle que soit la force que nous dépensions, et nous en dépensons beaucoup, car le travail de la vie organique est incessant; pour lors, comment réparons-nous cette dépense?... par la nutrition, direz-vous? mais la nutrition entretient d'abord la matière sans s'occuper du mouvement; c'est une matière neuve qu'elle produit et non de l'électricité nerveuse.

Que devient cette matière neuve? — Elle vieillit — mais que devient-elle après sa vieillesse? — C'est à ceci que nous allons répondre.

Elle se transforme en liquide, ce liquide se transforme en fluide par la chaleur animale; ce fluide se transporte par *les nerfs sensitifs* au centre même de la circulation nerveuse — LE CERVEAU — pour s'y élaborer et repartir par *les nerfs moteurs* qui distribuent ces forces aux muscles qu'ils desservent; ces muscles entrent en mouvement et dépensent ces forces.

Ainsi finissent nos vieilles choses!!!

Si Harwey a trouvé la circulation sanguine, frappé qu'il était de ce dualisme dans les vaisseaux veineux et artériels — les uns portant, les autres rapportant — ne devons-nous pas voir ce même dualisme dans notre système nerveux?

Convaincu que nous sommes de l'existence de ce mécanisme nerveux, nous ne doutons pas qu'il ne soit étudié avec fruit par nos physiologistes, et que de grandes découvertes dans la cause des maladies n'en soient le résultat.

Ne voyons-nous pas déjà nos médecins prescrire — avec succès — les pays chauds à leurs malades affaiblis ?

Ce retour à la vie nous semble logique avec notre idée, la décomposition de nos organes se faisant plus vite, il en résulte une plus grande quantité de *forces créées* pour la vie de relation ; on vit plus vite, mais on vit.

Du reste, la moyenne de l'âge dans les pays froids et dans les pays chauds nous prouve que les choses se passent ainsi : d'un côté, la longévité avec sa langueur ; de l'autre, la vie courte, mais vive et ardente.

DES MALADIES DU RESSORT DU MÉDECIN ET DU CHIRURGIEN

En ne trouvant qu'une seule cause de maladie, *la paresse organique*, nous avons été un peu loin ; nous nous devons avant tout à la vérité, aussi, allons-nous la dire.

Les maladies se résument en trois grandes classes :

1° Celles qui ont pour cause le manque d'équilibre dans l'influx nerveux. — Ces maladies sont exclusivement de notre ressort ;

2° Celles qui ont une cause en dehors de l'organisme, et que nous appellerons *virulentes* — sont exclusivement du ressort du médecin.

3° Celles qui ont pour cause une anomalie de la nature et que nous nommerons *congéniales* — sont du ressort de la chirurgie.

Étendons-nous un peu pour nous faire mieux comprendre. Citons des cas comme types, et ces cas sont nombreux.

Une morsure, une piqûre, un coup violent, etc., etc., ont pour cause un agent extérieur sur lequel — on le comprendra — nous n'avons pas d'action, et, comme notre agent n'agit spécialement que sur le système nerveux qui ne peut être affecté que *consécutivement*, nous devons laisser à d'autres le soin de traiter localement ; la médecine va plus vite et fait mieux, c'est donc à elle qu'il faut recourir.

L'atmosphère seule peut être une des causes de nombreuses maladies, aussi, lorsque la cause n'intéressera pas exclusivement les lois fonctionnelles de l'organisme, nous n'aurons qu'à nous incliner et laisser agir la médecine.

Les cas où l'on doit avoir recours à la chirurgie sont aussi très-nombreux. En dehors des accidents provenant de fractures et autres causes extérieures, n'avons-nous pas des germes intérieurs sous-cutanés, intra-musculaires et même intra-osseux sur lesquels la médecine, pas plus que nous, n'a de pouvoir ?

Prenons pour types la loupe, une excroissance charnue, une tumeur isolée dans un muscle, etc., etc.; avons-nous une action quelconque par notre influence magnétique sur ces cas? Non, le bon sens le dit; nous n'y pouvons rien, la médecine n'a pas même d'action par ses fondants, il faut recourir à l'extraction, et le plus vite est le mieux; il ne faut pas attendre la décomposition pour compliquer le cas d'un empoisonnement des tissus voisins.

Nous pouvons donc résumer les maladies dans ces trois classes, exceptant toutefois les lésions d'organes causées par la durée de la maladie.

Troubles fonctionnels vitaux.

Désordres causés par les agents extérieurs.

Anomalies cellulaires.

DES MALADIES QU'ON PEUT ESPÉRER GUÉRIR PAR LE MAGNÉTISME ET DE CELLES QU'ON PEUT SOULAGER

Parmi les nombreuses maladies étudiées et décrites dans les traités spéciaux, disons quelles sont celles que le magnétisme peut guérir ou heureusement modifier.

Disons d'abord que nous sommes peu appelé à secourir les maladies aiguës ; nous nous devons avant tout à notre *spécialité*, et, courir la ville, nous ferait perdre un temps trop précieux chez nous. Nous ne ferons donc que de très-rares exceptions à cet égard. Mais un jour viendra où le magnétisme étant reconnu des masses, il sera souvent appliqué dès le début d'une maladie, et c'est là, que vraiment, il fera merveille.

En première ligne nous mettrons les *gastralgies*, les *gastro-entérites* et certaines *névralgies* qui n'en sont que les suites.

Nous considérons ces maladies du *tube digestif* comme étant la source même de quatre-vingt-dix maladies sur cent ; c'est pour cette raison que nous les trouvons les plus simples à guérir.

En outre, les maladies sur lesquelles nous avons un succès à peu près certain sont : l'*aménorrhée* ou suppression des menstrues ; les *bourdonnements* d'oreilles — si toutefois ils ont une cause purement nerveuse. — Les *bronchites*, la *conjonctivité*, la *constipation*, les *convulsions*, la *coqueluche*, la *diarrhée*, les *douleurs* en général sans siége fixe, l'*éclampsie*, les *foulures* et les *entorses* qu'on guérit presque toujours en dix minutes par un massage bien appliqué ; les *fièvres* chroniques, les *flueurs blanches*, l'*insomnie*, l'*ictère*, le *lumbago*, le *priapisme*, les *vapeurs*, les *vertiges*.

Une autre classe d'affections se présente souvent aussi à notre traitement ; nous pouvons espérer faire dans cette catégorie la moitié des cures et considérablement améliorer l'autre moitié.

Voici ces affections dans l'ordre alphabétique : l'*anémie*, l'*albuminurie* ou *hydropisie*, l'*anaphrodisie*, l'*aphonie*, l'*asthme* nerveux ou sec, les *engorgements* du foie, le *catarrhe* de la vessie, la *catalepsie*, la *chorée* ou *danse de Saint-Guy*, la *cystite* phlegmoneuse, les *dartres* en général, considérées comme vice du sang ; les *descentes* d'utérus, les *névralgies* faciales ou temporales idiopathiques, la *rétention* d'urine, les *tumeurs* en général, telles qu'*ovarites*, tumeurs *sanguines*, *albumineuses* et *aqueuses* quel qu'en soit le siége — mais non la cause, — l'*épilepsie* l'*hydarthrose*, l'*hydrocèle*, l'*hystérie*, l'*incontinence* d'urine, l'*œdème*, les *plaies* non cancéreuses, la sciatique, les *troubles nerveux* du cœur et autres.

Une dernière catégorie d'affections se présente bien souvent encore à notre traitement, par la raison que les médecins ne peuvent rien pour leur guérison ; nous en guérissons quelques-unes, surtout lorsqu'elles sont prises dans de bonnes conditions, mai· les traitements sont généralement longs.

Ces maladies sont : l'*amaurose, goutte sereine* ou *cécité ;* l'*asthme* humide ou *catarrhe* de poitrine, le *diabète*, le *goître*, la *goutte*, les *paralysies* en général, quelques *hypertrophies*, la *phthisie* commençante, les *rhumatismes*, la *surdité*, les *tics*, les *troubles* du cerveau.

Les maladies sur lesquelles nous n'avons pas d'action sont : les *anévrismes*, l'*ankylose*, le *cancer*, la *carie*, les *kystes* osseux, les *tumeurs* fibreuses, la *gravelle*, les *calculs* biliaires, les *hernies*, l'*idiotisme* congénial, les *loupes*, la *phthisie* avancée, le *rachitisme*, la *diatèse scrofuleuse*, la *tuberculisation* du cerveau et quelques autres exceptions que le bon sens suffit à faire comprendre.

Il est des affections, dans les trois premières catégories, qu'on peut guérir; on en guérit même beaucoup ; mais il n'est pas possible de déterminer celles qu'on ne peut qu'améliorer; les plus bénignes en apparence sont quelquefois les plus rebelles ; c'est au malade d'essayer sa dernière chance de salut, c'est au magnétiseur à faire tous ses efforts pour triompher du mal.

MODE DE TRAITEMENT ET DURÉE DES SÉANCES

Nous avons pratiqué le magnétisme pendant quatorze ans et nous nous sommes demandé quel pourrait être le moyen le plus efficace pour obtenir des résultats plus *prompts* et plus *certains*.

Nous nous sommes demandé, en outre, s'il n'était pas possible de recourir au procédé de Mesmer — le baquet — pour magnétiser un plus grand nombre de personnes dans un temps donné.

Nous avons résolu ce problème, depuis longtemps cherché, nous allons l'expliquer.

Magnétiser chaque malade individuellement, c'était se condamner à ne magnétiser que huit ou dix personnes chaque jour, afin d'obtenir de sérieux résultats.

D'un autre côté, recourir à ce *fameux baquet* de Mesmer, n'était-ce pas nous mettre dans l'obligation de donner des preuves de sa valeur?

Or, les procédés de Mesmer étant basés sur l'influence du dégagement magnétique des minéraux qui concouraient à former son baquet, nous avons dû rejeter cette théorie, car il nous semblait que l'assimilation d'un tel rayonnement *minéral* sur l'être *animé* ne pouvait avoir lieu, du moins dans des conditions aussi avantageuses que celles dont nous allons démontrer la valeur.

D'un autre côté, recourir à la magnétisation en masse — les malades placés les uns derrière les autres — école de M. le baron Du Potet, — c'était nous mettre en contradiction avec notre système bien prouvé.

Le magnétisme agit en raison du carré des distances. Il fallait donc rester logique avec nous-même, c'est ce que nous avons fait en créant la *chaîne magnétique.*

Nous plaçons de dix à vingt malades, commodément assis et en cercle — se tenant par les mains (toujours dégantées), nous en occupons le centre.

La chaleur animale s'égalisant après quelques minutes, nous commençons nos magnétisations *individuelles.*

Pour cela, nous isolons le premier malade qui s'est présenté au traitement en le séparant des autres membres de la chaîne, — il suffit de quitter le contact des mains — nous nous mettons en rapport par les pouces; puis, nous prenons d'une main, l'une des extrémités de la chaîne et nous magnétisons notre malade d'une manière générale d'abord, et ensuite d'une manière locale, s'il y a lieu.

Notre malade magnétisé redevient membre de la chaîne et concourt à former l'élément vital qui y circule; élément qui nous aide à magnétiser la personne qui le suit dans son ordre d'arrivée, et ainsi de suite.

Chaque membre est tenu de rester au moins une heure à la chaîne; il est libre d'y rester jusqu'à la fin.

Rester à la chaîne est chose utile, la pratique nous l'a démontré, car, non-seulement, l'équilibre de chaleur s'établit, mais encore il s'établit une sorte d'équilibre vital qui n'est pas à dédaigner; c'est ce qui nous a fait dire que *du contraste des corps, résultait l'harmonie.*

En effet, on peut être malade par *excès* comme par *défaut*; un *anémique* se trouve très-bien placé près d'un *pléthorique* et *vice-versa.*

Les tables tournantes dont on a tant parlé n'ont — selon nous — pour cause de mouvement — *car le mouvement existe, en dépit des critiques* — que cette force d'expansion des sujets qui concourent à l'*animer.*

C'est cette force que nous employons.

Perdue à faire danser une table, c'est chose ridicule.

Recueillie et utilisée pour le soulagement des souffrances nous paraît plus noble.

Nous avons créé la chaîne magnétique; nous n'invoquons aucune puissance occulte; nous nous servons D'UNE FORCE NATURELLE; et voir dans cette pratique une utopie, c'est ne l'avoir pas expérimentée.

Au début de notre chaîne, il y a un an, on nous a fait une critique — on prétendait que c'était immoral de magnétiser des sujets sensibles, pouvant, par leurs crises, amener des désordres dans leur tenue.

Nous dirons d'abord que nous ne provoquons et ne développons de crises qu'autant que nous le voulons bien et nous savons les arrêter à temps; puis, verrait-on un léger désordre — et nous le disons pour ceux qui magnétisent individuellement — ce serait moins dangereux que le traitement particulier; nous traitons en famille, c'est notre seule réponse.

DU RÉGIME A SUIVRE

Comme notre conviction, appuyée sur l'expérience, est que la plupart des maladies ne sont engendrées que par des désordres, qui proviennent d'abord du tube digestif, désordres qui forment par cela même une réparation de tissus dans de mauvaises conditions, nous croyons de notre devoir de prévenir les malades, qu'entretenir le feu dans leurs entrailles est un mauvais moyen d'atténuer la maladie dont ils sont affectés.

Si nous faisons nos efforts pour rappeler l'élément nerveux — si utile à l'estomac — il ne faut pas dépenser inutilement cette force.

Le plus sage parti est donc de se priver de toutes les substances difficiles à digérer; nous mettrons en première ligne l'*ognon* et toute sa parenté.

Voici les raisons que nous donnons pour cela.

Nous n'avons qu'un seul genre de muqueuse, la muqueuse qui tapisse notre estomac, est de la même sensibilité que celle qui tapisse notre œil; or, tout ce qui pourrait nous irriter l'œil doit nous irriter l'estomac et *vice versa*.

Il est donc utile de choisir son alimentation en dehors de ces irritants, quels qu'ils soient.

Le café et les spiritueux *stimulent*, il faut donc s'en priver quand on est d'un tempérament impressionable ou nerveux.

En dehors de cela, nous ne défendons rien, si ce n'est une médication qui pourrait atténuer les effets de notre traitement. Or, nous défendrons les *stupé-*

fiants et tous les moyens énergiques que la nature réprouve, de quelque genre qu'ils soient.

On nous permettra aussi d'indiquer à titre de simple observation — dont on rira si l'on veut — une remarque que nous avons faite.

Il s'agit des goûts ; n'a-t-on pas remarqué comme nous que certaines personnes aiment de préférence certaines viandes ou plutôt certains morceaux plutôt que tels autres ?

Nous-même, nous avons eu un penchant très-marqué pour les rognons ; d'autres, pour le foie ; d'autres encore pour le mou, etc...

Nous avons en outre remarqué que le sirop de mou de veau était recommandé aux personnes affectées de maladies de poitrines et que ces personnes s'en trouvaient bien ; nous-même nous avons longtemps souffert des reins ; et, est-ce hasard ou est-ce une loi, que les *semblables* nourrissent les *semblables*, toujours est-il que nous nous en sommes parfaitement trouvé.

Du reste, cette idée de réparation par des molécules de même nature ne nous semble pas extraordinaire ; les métaux subissent cette loi et rien ne peut changer leurs molécules primitives.

Quelle que soit l'action à laquelle on soumet un

métal, ce métal reprend toujours sa forme première, dès qu'on l'en sollicite.

Telle molécule d'*organes* — toutes différentes dans leur structure — pourrait donc avoir une tendance à former telle partie plutôt que telle autre, malgré sa chylification qui peut, peut-être, ne lui faire perdre que momentanément sa composition intime et primitive.

Du reste, la médecine elle-même nous montre un exemple bien frappant de cette idée de l'assimilation des semblables.

Ne fait-elle pas prendre le phosphate de chaux pour nourrir et fortifier les os?...

Or, notre idée, toute bizarre qu'elle soit à première vue, est bonne à consigner ici — on n'en tiendra que le compte qu'on voudra.

DU DANGER DE CONTRACTER UNE MALADIE PAR LE CONTACT DES MALADES ENTRE EUX

Beaucoup de malades craignent, au début de leur traitement par la chaîne, le contact de personnes malsaines, et ont une répugnance marquée à donner la main à des malades qu'ils ne connaissent pas. On peut être rassuré sur ce point, nul plus que nous n'a d'intérêt à écarter de notre chaîne un élément compromettant la santé, car nous sommes plus que personne en contact *direct* avec nos malades.

Nous dirons cependant que nous n'acceptons jamais de maladies réputées contagieuses, et nous les connaissons.

En outre, chacun n'a-t-il pas l'orgueil de la propreté la plus élémentaire ?

Du reste, la répugnance disparaît vite, nous n'en avons jamais vu durer une semaine ; puis, ce qui paraissait un écueil pour le succès de ce mode de traitement se dissipe vite de l'esprit de chacun devant les résultats qu'on en obtient.

DE LA DURÉE APPROXIMATIVE DU TRAITEMENT PAR LA CHAINE POUR CHAQUE MALADIE

Il serait difficile de déterminer la durée d'un traitement.

Nous avons cependant placé les maladies dans trois catégories, en raison des difficultés qu'elles présentent ; durée qui varie par la date de la chronicité et par les troubles qui en sont le résultat.

Les maladies de la première catégorie pourraient donc se trouver guéries dans un temps qui peut varier de — un à trois mois.

Les maladies de la seconde — de trois à six mois.

Celles de la troisième — de six mois à un an.

Toutefois, l'âge du malade doit entrer en considération ; nous pouvons beaucoup sur les jeunes sujets, nous pouvons beaucoup moins sur les personnes qui ont dépassé soixante ans.

L'époque du *retour* présente aussi une grande difficulté à vaincre, il faut faire la part de l'état du malade.

Le temps que nous demandons et surtout l'assiduité au traitement sont de sérieux obstacles pour les personnes occupées, mais il faut tenir compte de la *chronicité* du mal, et de la difficulté qu'on doit rencontrer dans le traitement d'une maladie qui a résisté à toutes les médications ; *il ne faut pas compter par jours*, ce sont des mois qu'il nous faut.

Il est bon de peser tous ces ennuis avant de commencer un traitement.

Nous devons ajouter qu'il ne faut pas se croire guéri quand bien même on éprouverait un grand mieux dès le début du traitement, ce qui arrive presque toujours ; il faut continuer jusqu'à ce que la cure soit complète.

Il arrive aussi qu'après une amélioration assez grande dès le début, la guérison semble ne plus faire de progrès ; la nature a besoin de nouvelles forces pour faire *une autre étape*, elle se prépare lentement, car ce n'est que par secousses qu'elle procède et souvent par crises assez désagreables pour qui n'est pas prévenu.

PRIX DU TRAITEMENT

Nous avons deux traitements bien tranchés — les mêmes cependant comme soins donnés ; — mais l'un — de *dix heures* du matin à *midi* — est ENTIÈREMENT GRATUIT.

L'autre — de *une heure* à *cinq heures* — est fixé au chiffre *invariable* de cent cinquante francs par mois.

Comme ces deux traitements sont facultatifs et que nous ne demandons pas de certificat d'indigence pour admettre les malades au traitement du matin, on nous fera donc plaisir en ne *marchandant* pas les soins que nous donnons l'après-midi, ce serait du reste inutile.

C'est de se faire inscrire pour l'*un* ou l'*autre* traitement en en acceptant les conditions.

Il nous arrive d'être obligé par les circonstances d'accepter un ou deux traitements en ville ou individuellement, nous le regrettons, car le traitement par la chaîne est de beaucoup préférable, nos prix ne sont donc pas les mêmes pour ces cas ; nous demandons invariablement — trois cents francs par mois.

Les honoraires se règlent toujours à la fin de chaque mois de traitement.

Nous nous réservons les dimanches et fêtes pour notre repos, à moins d'obligations graves.

Si un traitement se trouvait interrompu avant une fin de mois les séances seraient comptées ainsi :

Une magnétisation individuelle ou en ville — dix francs. Une magnétisation à la chaîne — cinq francs.

LIBERTÉ DANS L'EXERCICE DU MAGNÉTISME AU POINT DE VUE DE LA LOI

Nous commençons par dire à qui veut l'entendre, que nous ne sommes pas médecin, nous n'avons aucun *titre officiel* pour imposer la confiance aux malades qui se soumettent à nos soins; nous n'avons que la pratique très-longue de notre spécialité, c'est donc dire aux personnes qui nous demanderaient un avis — en dehors de notre magnétisme — que nous ne le donnerons pas.

Si nous avons étudié la médecine pour nous en rendre compte, c'était pour nous-même une satisfaction, nous ne voulions pas combattre une doctrine sans la connaître; nous l'avons étudiée comme on étudie une science *quand on n'y est pas forcé*, c'est-à-dire — avec toute son âme. Rien dans sa pratique et ses lois ne nous est étranger, mais nous nous garderons toujours de toucher — en quoi que ce soit — à la médication.

Au point de vue de la *loi*, nous n'avons aucun droit de soulager l'humanité, car l'*art de guérir* — à quelque agent qu'on ait recours — est un *monopole* accordé au médecin, mais au médecin seulement.

Nous n'en continuerons pas moins notre carrière, quels qu'en soient les déboires; nous croyons notre agent utile, et puisque la science officielle ne s'en empare pas, ne le réglemente pas, nous le ferons recevoir en le faisant accepter des masses; c'est ainsi, et par l'opinion publique, qu'il reviendra de droit au corps médical, mais il ne verra là qu'intérêt d'abord, simple question de pot-au-feu; par sa pratique, il verra plus tard son immense utilité.

Tout en respectant la loi, nous la trouvons trop élastique au sujet de la médecine, on ne sait pas où commence l'*art de guérir* et jusqu'où peut aller l'*hygiène* sans danger.

Puis, n'est-ce pas entraver la liberté individuelle que d'empêcher les malades de recourir aux moyens qui leur paraissent convenables, surtout lorsque ces moyens ne peuvent en aucune manière compromettre leur santé? Nous croyons cependant notre doctrine parfaitement en dehors de l'exercice illégal de l'*art de guérir;* nous la donnons comme un agent rétablissant l'équilibre des forces nerveuses et nous l'assimilons à la *gymnastique* — qui est parfaitement libre — ou aux *bains* de toute nature — qu'on ne pense pas à proscrire comme faisant partie de l'art de guérir et qui, cependant, n'en guérissent pas moins.

UN MOT SUR LE MASSAGE

Beaucoup de magnétiseurs font un abus du massage et croient, de bonne foi, qu'il fait partie de la science magnétique ; c'est une grande erreur de croire le massage frère du magnétisme ; nous ne le proscrivons pas cependant, car il est souvent utile et nous l'appliquons parfois ; mais le véritable magnétisme ne se pratique qu'à la distance de quelques centimètres.

Le massage est une pratique à part qui n'est pas toujours appliquée sans danger.

On masse les muscles, on les pétrit avec force et l'on ne se doute pas que cet *écrasement* des muscles est dangereux. Si l'on connaissait parfaitement la nature impressionnable du système nerveux, on ne l'irriterait pas par un massage mal appliqué qui entretient et développe la fièvre dans les tissus.

Il est des cas où il est utile, mais ce n'est pas où il y a fièvre et irritation, mais bien où il y a atonie et insensibilité.

L'agent nerveux étant d'un ordre supérieur à tout ce qui est matière, ne peut être influencé que par un agent supérieur.

Le magnétisme organique, pur et simple, s'assimile

mieux et sans le même danger; nous prions donc les magnétiseurs d'être circonspects dans son application et de ne pas confondre un agent de force brutale avec un agent qui a pour base de projection, — la volonté.

LE SOMMEIL MAGNÉTIQUE

Nous déclarons que nous ne faisons *jamais* de somnambulisme, c'est une branche à part qu'il ne faut pas confondre avec le magnétisme organique.

Nous avons décrit le sommeil assez longuement dans un précédent ouvrage : *Le magnétisme à la recherche d'une position sociale — Dentu, éditeur* — pour ne pas revenir sur un sujet qui nous paraît peu propre à donner d'excellents résultats.

Nous développerons sur nos sujets tous les mouvements que nous jugerons nécessaires pour leur bien. Mais nous n'entrerons jamais dans le cadre d'*expériences* qui nous répugnent par leur excentricité et leur inutilité.

CONCLUSION

L'expérience de l'année dernière nous a démontré que notre système de la chaîne était préférable — à tous les points de vue — au système que nous avions précédemment adopté — c'est-à-dire — à la magnétisation individuelle.

1° Nous soignons plus de monde chaque jour, et dans un temps donné.

2° Nous guérissons plus vite et plus sûrement.

3° Les dames y trouvent moins de contrainte — les soins étant donnés en famille; — elles ne craignent pas de perdre le sentiment d'elles-mêmes — ce qui arrive parfois ; — elles savent qu'elles sont sous la sauvegarde d'un cercle et s'y reposent.

Nous avons donc pu résoudre ce problème, *en soignant plus de monde*, mettre le magnétisme à la disposition de toutes les classes ; *magnétiser en famille*, afin de relever le magnétisme de cet anathème d'immoralité qui le frappait et le faisait craindre.

Nous pouvons donc résumer cette nouvelle application par trois mots :

QUANTITÉ, CÉLÉRITÉ, SÉCURITÉ.

FIN

TABLE

OUVRAGES DU MÊME AUTEUR

L'ART DE MAGNÉTISER OU DE SE GUÉRIR MUTUELLEMENT, ouvrage très-élémentaire, à l'usage des commençants. Dentu, 1857.

DU FLUIDE MAGNÉTIQUE ET DE SES PROPRIÉTÉS. (Ledoyen, 1864.)

LE MAGNÉTISME APPLIQUÉ A LA MÉDECINE. (Dentu, 1864.)

LE MAGNÉTISME FORMULÉ EN PROPOSITIONS ET HYPOTHÈSES. Thèse passée pour l'obtention du grade de membre titulaire de la société de magnétisme de Paris. (Ledoyen, 1864.)

LE MAGNÉTISME A LA RECHERCHE D'UNE POSITION SOCIALE. *Sa théorie, sa critique, sa pratique.* Beau volume de 234 pages, dans lequel les questions les plus sérieuses sont discutées et résolues au point de vue de cette science nouvelle. (Dentu, 1866.)

RÉHABILITATION DU MAGNÉTISEUR MESMER. *Son baquet, sa doctrine, ses luttes et son triomphe.* (Librairie du Petit Journal, 1867.)

TRAITÉ D'ÉCHECS OU JEU DES BATAILLES, avec planches typographiques, représentant par des cases mobiles : les cours d'eau, les bois, les montagnes et la plaine, troisième édition, traduite en anglais. (Ledoyen, 1860.)

POISSY. TYP. ET STÉR. DE A. BOURET.

www.ingramcontent.com/pod-product-compliance
Ingram Content Group UK Ltd.
Pitfield, Milton Keynes, MK11 3LW, UK
UKHW020459230726
13925UKWH00005B/2027

9 782019 261924